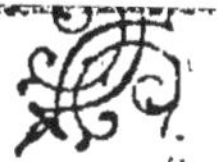

TRAITÉMENT

DES

MALADIES DE LA POITRINE

ET

LEUR GUÉRISON

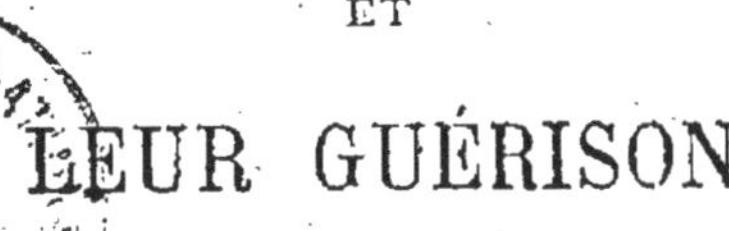

Par le Docteur LE TANNEUR

Médecin en chef de l'Hôpital Dispensaire de Belleville
pour les Tuberculeux adultes,
Ancien externe des Hôpitaux de Paris.

VOIR CONSULTATION ET TRAITEMENT

Page 70

OFFERT GRATUITEMENT

SUR DEMANDE ADRESSÉE A L'AUTEUR

LE TANNEUR, 23, rue Joubert,

PARIS

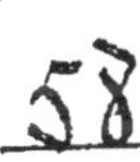

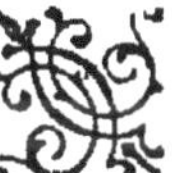

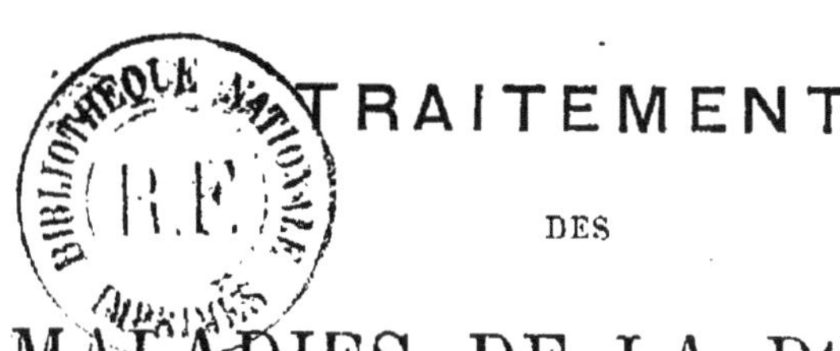

TRAITEMENT

DES

MALADIES DE LA POITRINE

ET

LEUR GUERISON

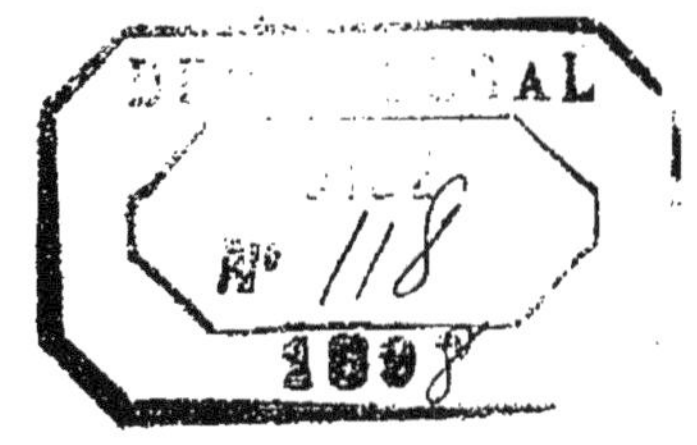

TRAITEMENT

DES

MALADIES DE LA POITRINE

ET

LEUR GUÉRISON

Par le Docteur LE TANNEUR

Médecin en chef de l'Hôpital Dispensaire de Belleville
pour les Tuberculeux adultes,
Ancien externe des Hôpitaux de Paris.

VOIR CONSULTATION ET TRAITEMENT
Page 70

OFFERT GRATUITEMENT

SUR DEMANDE ADRESSÉE A L'AUTEUR

Dr LE TANNEUR, 23, rue Joubert, PARIS

1897

PRÉFACE

Pourquoi cette brochure a été écrite ?

Depuis 10 ans que je m'occupe spécialement du traitement des maladies de la poitrine, j'ai noté deux faits qui me semblent répondre à une *réalité* et à un *besoin* : 1° *Les affections de la poitrine, la tuberculose* en particulier, s'emparent d'un individu toujours à l'occasion de fautes dans l'hygiène de la vie ; fautes non pas d'un jour mais se reproduisant toujours les mêmes pendant des mois et des années. Ces erreurs sont dues quelquefois à la négligence volontaire, le plus souvent à l'ignorance des règles les plus élémentaires de l'hygiène que l'on viole ainsi ; comme « monsieur Jourdain » faisait de la prose, sans le savoir.

La tuberculose, la plus importante des maladies de la poitrine, puisqu'elle cause à elle seule autant de décès que toutes les autres maladies réunies, se développe dans les neuf dixièmes des cas comme nous venons de le dire, grâce à l'inobservation des règles d'hygiène; aussi nous a-t-il paru de la plus grande utilité de dire *quelles sont ces règles d'hygiène* et de les faire connaître aux *véritables intéressés*, en même temps les plus ignorants en cette matière, c'est-à-dire *au public*, et non aux médecins, qui les connaissent tous assez bien, mais, malheureusement, ne peuvent les conseiller *qu'aux malades* et non aux gens encore bien portants, ces derniers n'ayant qu'exceptionnellement recours à eux.

Or, c'est *lorsque l'on est en bonne santé* qu'il importe de se garer des petites fautes d'hygiène qui, renouvelées chaque jour, affaiblissent l'organisme et préparent le terrain à l'invasion de la terrible maladie.

Lorsque celle-ci est entrée dans le corps humain, elle se cramponne à lui, ne le lâche que lentement et au prix d'une lutte acharnée.

Cette remarque m'a naturellement indiqué

le remède à en déduire : faire connaître à chacun les règles générales de l'hygiène, quelles elles sont, comment il faut les appliquer et à quels dangers l'on s'expose en s'en écartant.

Le premier objet du présent travail est donc d'indiquer les principaux moyens à employer pour se tenir à l'abri des maladies en général et de *celles de la poitrine en particulier.*

2° La deuxième observation qui m'a guidé est la suivante : *les maladies de la poitrine sont toutes guérissables au début* ; plus tard, lorsqu'elles sont arrivées à un *degré plus avancé, la guérison, bien que toujours possible, est beaucoup plus longue* et beaucoup plus difficile à réaliser. Plus on entreprend de soigner un malade à une période avancée de la maladie, plus le traitement est long et plus les difficultés sont nombreuses. Ceci est un fait d'observation vulgaire, que le simple bon sens indique et que la pratique journalière vient confirmer chaque jour.

Il est donc de toute nécessité pour le malade de commencer *un bon traitement le plus tôt possible* et il est aisé d'affirmer que la mortalité diminuerait de plus de moitié si les malades *connaissant les premiers signes* de l'invasion de la maladie, venaient aussitôt consulter. Il m'a donc semblé du plus haut intérêt de *faire connaître au public à quels premiers symptômes*, cependant encore vagues et mal définis, on peut reconnaître le début d'une affection sérieuse prête à envahir les bronches ou même le tissu propre du poumon.

Je n'ai pas la prétention d'indiquer au malade le moyen de se soigner seul sans conseils, non certes ; bien au contraire, mon but est d'indiquer au malade à quels signes, même les plus éloignés, il pourra reconnaître que le moment est venu de *se faire soigner*, de consulter. Je serais même très *satisfait* si la lecture de ce petit livre inspire à certains une crainte exagérée et les pousse à consulter, alors que le besoin n'en existe pas réellement ; ils en seront quittes pour recevoir cette réponse : Vous n'avez rien, il est inutile de vous soigner ; et pour quelques-uns qui s'effraieront à tort, combien seront sauvés grâce à l'éveil que j'aurai pu donner à temps à leur indifférence ou même à leur ignorance du vrai danger qui les menace.

Tel est le second but qui m'a fait écrire ce petit livre.

Je serai *bien heureux* si grâce à ce double moyen : *prévenir la maladie* et la *montrer dès ses débuts*, je peux garantir des individus encore bien portants et sauver des malades.

C'est par l'étude et l'observation des cas nombreux qui sont soumis à mes soins que j'ai pu arriver à *constituer la méthode de traitement* qui me donne de si heureux résultats. Comme *médecin en chef* des dispensaires de l'Œuvre de Notre-Dame d'Espérance pour le traitement des maladies de la poitrine, j'ai eu sous les yeux un nombre considérable de malades et c'est sur des milliers de cas que j'ai pu appuyer les résultats heureux que je possède aujourd'hui.

Cette œuvre de charité qui secourt tant de malheureux est sous le patronage du clergé, et une Dame qui porte un des plus grands noms de France a bien voulu en prendre la présidence ; plusieurs médecins de Paris ont bien voulu se joindre à moi et sous ma direction générale assurer le service médical à tant de malheureux. Nous tairons les noms de tous ces nobles bienfaiteurs, sachant qu'ils cherchent à rester ignorés dans leur charité discrète et désintéressée, mais adressons-leur un merci bien sincère,car c'est à eux que je dois les observations médicales si importantes que je possède aujourd'hui — et le bonheur de guérir chaque jour tant de malades.

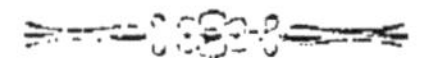

TRAITEMENT

DES

MALADIES DE LA POITRINE

ET

LEUR GUÉRISON

Par le Docteur LE TANNEUR

CHAPITRE Ier.

Qu'entend-on par « maladies de poitrine » ?

Le terme de *maladies de poitrine* est on ne peut plus vague et sous cette rubrique on désigne les affections les plus diverses par leur origine, leur nature et surtout leur dénouement.

Entre les expressions de catarrhe, asthme, phtisie, tuberculose, bronchite chronique, etc., les malades font une confusion tellement profonde qu'il nous est presque totalement impossible de nous faire comprendre lorsque nous voulons à la consultation leur expliquer la maladie dont ils sont atteints ; aucune notion exacte n'existe dans l'esprit du public et entre toutes ces expressions aussi obscures qu'effrayantes le malheureux malade erre, ne sachant à laquelle se rattacher.

Ce qui complique encore plus les choses, c'est la signification fausse qui est attribuée par le public aux termes médicaux : pour tous *l'asthme* est une maladie de la vieillesse, alors qu'elle est la plus fréquente dans l'âge moyen et même dans la jeunesse... ; *le catarrhe*, qui est, croit-on, l'apanage des vieillards, s'attaque très fréquemment aux jeunes gens, et c'est même souvent à cette époque qu'il débute ; *la phtisie et la tuberculose*, pour presque tous, sont deux maladies distinctes, alors que l'une n'est qu'une manifestation de l'autre, etc. Nous pourrions varier à l'infini les exemples pour montrer quelle confusion règne dans l'esprit des malades sur la véritable forme de chacune de ces maladies.

Dans ce chapitre nous allons, par une description sommaire, essayer de faire un peu de lumière sur cet imbroglio si complexe. Mais, auparavant, un mot d'anatomie nous semble utile pour faire comprendre la structure et la forme générale des voies respiratoires, c'est-à-dire de l'organe par lequel s'opère l'importante fonction de la respiration.

Appelé par le soulèvement de la poitrine qui produit un vide, une sorte d'appel, l'air extérieur pénètre soit par la bouche, soit par le nez, à notre volonté, dans la gorge ; là il s'engouffre dans un tuyau large de quelques centimètres appelé trachée (ou tarchée-artère), lequel est surmonté d'une sorte d'entonnoir, le *larynx*, coupé en deux parties par les *cordes vocales*, organes producteurs du son et de la voix.

Après un trajet rectiligne jusqu'à la naissance de la poitrine, la trachée se bifurque en deux tuyaux plus petits que celui qui leur donne naissance et appelés *bronches*.

Ces deux premières, dites grosses bronches, se dirigent l'une à droite, l'autre à gauche, légèrement descendantes cependant.

Presqu'aussitôt chacune se divise en deux autres canaux dont chacun donne naissance lui-même à deux autres plus petits et ainsi de suite jusqu'à des ramifications si petites que le calibre d'un cheveu y passerait à peine. Les derniers petits tuyaux appelés petites bronches ou bronchioles se terminent par une petite ampoule où l'air, arrivé de l'extérieur par ces mille petits canaux, reste quelques instants pour abandonner son oxygène au sang avec lequel il se trouve en contact. De là il repart et se trouve rejeté au dehors par le jeu mécanique de la poitrine qui l'a appelé quelques instants avant.

Comparables grossièrement au tuyautage d'une usine qui envoie le gaz dans tous les quartiers d'une ville, l'ensemble des bronches est soutenu par un tissu semi-rigide, qui forme de chaque côté de la poitrine une masse considérable protégée par les côtes en avant et sur les côtés ; par la colonne vertébrale en arrière.

Les bronches sont donc les canaux par lesquelles l'air pénètre pour venir purifier le sang ; les poumons (un droit et un gauche) constituent l'ensemble de toutes les bronches. Les aliments et les boissons qui passent comme l'air lui-même par la gorge ne suivent cependant pas le même conduit et descendent dans l'estomac par l'œsophage, canal absolument distinct de la trachée par où l'air seul prend passage. Ces quelques notions d'anatomie, bien que très superficielles, serviront, je l'espère, à nos lecteurs, pour comprendre la description des principales affections dont peut souffrir notre appareil respiratoire.

CHAPITRE II

Description des principales maladies de la poitrine.

Laryngite.

La *laryngite* est l'inflammation de la membrane mince qui tapisse toute la surface intérieure du larynx et qui est désignée sous le nom de muqueuse laryngienne. Nous avons dit plus haut que le larynx est la partie supérieure du canal par où l'air passe de la bouche dans la poitrine ; sa place est d'ailleurs facile à reconnaître, car une saillie plus ou moins marquée, mais toujours appréciable, nous le montre au devant du cou ; cette saillie est appelée pomme d'Adam.

CHAPITRE III

Symptômes de la laryngite.

Les signes auxquels il est possible de reconnaître une *laryngite* sont les suivants : une sorte de chatouillement qu'il est possible de limiter au fond de le gorge ou à la région de la pomme d'Adam produit une toux sèche plus ou moins intense, mais dans tous les cas assez persistante et très pénible, car les *secousses de toux* se succèdent pour produire ce que les malades appellent une *quinte*.

Ces quintes, suivant la gravité des cas, peuvent durer une demi-minute, une minute et quelquefois 4 et même 5 minutes ; en ce cas le malade se congestionne, devient rouge, même quelquefois violet ; il perd respiration et si la quinte de toux est forte,il peut aller jusqu'au vomissement ou, en tout cas, fait un effort pour rendre. Un crachat ordinairement *petit*, *blanc ou gris*, *épais et collant est expectoré avec grande difficulté*. Il peut être entouré de salive ou au contraire isolé, et alors ressemble à une petite boule de gélatine transparente. La voix peut être voilée beaucoup ou un peu seulement, suivant que l'inflammation a gagné ou non les cordes vocales.

Dans les premiers jours la laryngite s'accompagne ordinairement de fièvre et de malaise ; mais si elle n'est pas soignée, cette maladie devient *chronique et la fièvre disparaît* ; malheureusement la toux persiste, les quintes deviennent de plus en plus longues et de plus en plus rapprochées ; la moindre chose les provoque : le passage de l'air chaud à l'air froid, d'un endroit sec à un endroit humide; enfin, le fait de parler, de respirer la fumée détermine des quintes de toux interminables qui fatiguent le malade et l'empêchent souvent de se livrer à aucun travail. La santé générale est d'ailleurs assez bien conservée et le malade, en dehors de la toux et de la lassitude qu'elle provoque, ne souffre pas.

Mon *traitement*, qui ne manque jamais et évite sûrement au malade la transformation chronique de la laryngite, consiste dans l'emploi : 1° des substances capables de *diminuer les réflexes de* la toux ; 2° *des anesthésiques* de la muqueuse du larynx. Par ce double mécanisme, la toux est jugulée, arrêtée et le larynx se repose. Le repos de l'organe est la condition essentielle du traitement qui amène la guérison, mais à une condition, c'est de profiter de cette accalmie de quelques jours obtenue dans la maladie par la médication que je viens d'indiquer pour soigner immédiatement *la cause de la laryngite*. En supprimant la toux, on soulage le malade ; mais il faut s'adresser en même temps *à l'origine du mal* sous peine de voir les phénomènes morbides reprendre de plus belle et d'avoir pour ainsi dire donné un coup d'épée dans l'eau.

Les *causes* de la laryngite sont multiples et, de

2

plus, elles sont souvent liées à un état général du malade dont il faut tenir compte ; a-t-on affaire à un *rhumatisant, à un arthritique, à un goutteux*, *le traitement de la cause sera bien différent*. Il m'est impossible d'indiquer, dans ce traité si élémentaire, à quels médicaments j'ai recours en pareils cas ; cela nécessiterait des développements tout à fait en dehors des limites évidemment restreintes ; de ce petit livre. J'ai d'ailleurs exposé *mon traitement rationnel de la laryngite* dans la thèse que j'ai soutenue en 1890, devant *la Faculté de Médecine de Paris*, sous la présidence de M. le Professeur Germain Sée, qui avait bien voulu mettre à ma disposition les malades de son service pour juger des heureux résultats obtenus par ma méthode.

CHAPITRE IV

Des Bronchites.

Il en existe deux espèces : *la bronchite simple, la bronchite chronique*. La première forme est ordinairement la suite d'un rhume descendu sur la poitrine comme on le dit ordinairement.

Pour prendre un langage plus scientifique, disons de suite que la bronchite simple est presque toujours due à un coup de froid ; à un refroidissement lent et prolongé. Un individu passe d'un endroit très chaud à un autre très froid, il y reste quelques instants, puis revient se réchauffer dans le premier milieu à température élevée ; il n'en résulte rien de fâcheux pour lui, même souvent la réaction qui se produit dans de telles conditions est recherchée par le médecin comme un puissant moyen de stimuler les fonctions de la vie. C'est, en somme, ce qui se passe dans la douche froide dont les bienfaits sont inappréciables.

Bien entendu, tous les tempéraments ne tirent pas le même profit de moyens aussi violents, même chez certains individus, soit rhumatisants, soit très affaiblis, ils sont absolument interdits.

Donc ce n'est pas en général à l'occasion d'un refroidissement brusque, mais de courte durée, qu'une bronchite se développera, c'est presque toujours après *une longue exposition à un froid pénétrant* joint ou non à l'action de la pluie, qu'un individu se mettra à *tousser*, présentera les symptômes du rhume de cerveau, puis enfin sera pris par la fièvre et devra quelquefois même garder le lit. Mais, en général, la bronchite simple, légère, permet cependant au malade de vaquer à ses occupations.

Symptômes de la bronchite.

Au début le malade est fatigué par *une toux sèche*, *peu ou pas de crachats*, *un point de côté* quelquefois ; le plus souvent une courbature générale dans toute la poitrine et dans le dos. Chaque fois qu'il tousse, il lui semble qu'on lui *arrache la poitrine* et deux points sont particulièrement douloureux, l'un situé en arrière vers le milieu de la colonne vertébrale, l'autre en avant un peu au-dessus du creux de l'estomac. Certains malades éprouvent, en respirant, une *sensation de brûlure* dans la poitrine et il leur semble qu'ils respirent le soufre d'une allumette que l'on vient de frotter. Quelques autres ont, après avoir toussé, *un goût de sang*, sans cependant que les crachats, ordinairement clairs et transparents comme de la salive, en contiennent la moindre trace.

Après quelques jours la toux change de nature ; de sèche elle devient *grasse*, *le rhume cuit*, *mûrit*, *dit-on vulgairement* ; en médecine cette période est dite période de coction. Les quintes de toux sont beaucoup moins fatigantes et presque à chaque fois le malade ramène *un gros crachat jaune, même quelquefois vert*, mais il sort facilement, et les douleurs dans la poitrine sont bien diminuées ; au réveil seulement le malade se sent la respiration embarrassée ; un sifflement plus ou moins fort, mais qui existe toujours pendant les premières heures qui suivent le réveil, annonce que les bronches sont remplies de glaires, de crachats, que la toux ne tarde pas à faire sortir ; après ce nettoyage, le malade se sent bien dégagé et il respire librement. Bientôt de nouvelles mucosités se reforment et avec de nouveaux sifflements revient aussi l'oppression.

La durée de la bronchite simple est de deux à quatre semaines ; si, passé ce temps, la bronchite persiste, c'est qu'elle est devenue *compliquée*.

Le *traitement*, évidemment, varie suivant la nature de la bronchite simple, suivant que tel ou tel symptôme est dominant ; il est bien évident qu'il faut aussi tenir compte du sujet auquel on a affaire ; un individu à type congestif, avec des quintes de toux terribles, quelquefois suivies d'une émission de crachats insignifiante, ne sera pas soigné comme un autre qui toussera peu et au contraire aura une expectoration très abondante. Un troisième souffrira surtout d'oppression ; tel autre sera dévoré par une fièvre ardente ; certains malades n'en auront pas la moindre, etc. Tout ceci suffit à faire voir combien le traitement peut varier suivant les indications dominantes. D'ailleurs, certains symptômes, bien que gênants en apparence, ont quelquefois leur utilité ; la toux, en général, est plutôt nuisible, mais cependant, lorsqu'elle est *grasse*, c'est-à-dire qu'elle amène à chaque fois un crachat, il est nécessaire de ne pas la supprimer, car elle sert très utilement au nettoyage des bronches et expulse de la poitrine une masse de mucosités qui gênerait fort la respiration du malade.

Les substances employées dans le traitement sont celles qui agissent :

1° Localement sur la toux ou sur l'expectoration ;

2° Sur l'état général, en activant la circulation et l'afflux du sang à la surface du corps pour décongestionner les régions profondes des bronches.

En suivant cette méthode de traitement, je guéris une bronchite simple dans le délai indiqué précédemment, 12 à 15 jours.

De la Bronchite chronique et du Catarrhe.

Nous avons vu, dans le chapitre précédent, ce qu'on appelait une *bronchite simple* ; toute bronchite simple qui dure plus de 5 à 6 semaines, 2 mois au plus, est *dite bronchite chronique*. Ce mot de *chronique* ne veut pas dire, comme certaines personnes le croient que l'individu atteint par elle *ne guérira jamais*, mais qu'abandonnée à elle-même sans un traitement spécial, la bronchite ne guérira pas. Bien que la nature pousse en général presque toutes les maladies vers la guérison spontanée, il est des cas cependant où, par suite d'une déviation ou plutôt d'une perversion dans les phénomènes naturels, la tendance n'est plus vers le retour à la santé, mais au contraire vers le passage de la maladie à *l'état chronique*.

Les *causes de la bronchite chronique* sont les mêmes sensiblement que ceux de la bronchite simple.

Je renvoie donc à ce propos nos lecteurs au chapitre précédent. La *durée de cette affection* est, bien entendu, indéfinie si le traitement spécial n'intervient pas et, dans ce cas, les lésions vont toujours en s'aggravant, jusqu'au jour où la toux, devenant incessante, rend la respiration tellement difficile que la *vie est presqu'impossible*. Mille complications soit du côté du cœur, soit du côté du poumon lui-même, menacent un tel malade et peuvent en quelques jours l'enlever sans que lui-même ni son entourage ait eu le temps de s'en apercevoir. La résistance de l'organisme devient si faible qu'un rien le bouleverse et trouble les fonctions fondamentales de la vie : la marche du cœur et la respiration.

La *bronchite chronique*, telle que nous venons de la définir, n'est autre que le *catarrhe* ; ils forment une seule et même maladie ; on comprend donc aisément que cette affection puisse s'établir aussi bien chez des jeunes gens que chez des vieillards, car on est susceptible à tout âge de contracter une bronchite aiguë à l'occasion d'un refroidissement et, vient-on à la négliger, la bronchite chronique ou catarrhe a bien des chances de s'établir.

La *bronchite chronique ou le catarrhe*, comme on voudra (car nous prendrons ces deux termes indifféremment l'un pour l'autre) a quelques points de ressemblance avec la *bronchite tuberculeuse ou phtisie* ; mais après un examen assez minutieux, il est ordinairement facile de les distinguer, car dans un cas, celui du catarrhe, la santé générale, au début tout au moins, est toujours conservée. Dans la tuberculose, au contraire, le malade a toujours maigri, perdu ses forces, ne mange plus, a des sueurs la nuit, etc., tous signes qui indiquent un envahissement, non pas seulement des bronches, mais *de tout l'organisme* par la maladie. En tout cas, si l'étude du malade ne suffit pas à trancher le diagnostic et à faire reconnaître une tuberculose d'un catarrhe, la science met à notre disposition deux moyens qui sont à peu près infaillibles : le premier, c'est l'analyse microscopique des crachats avec des préparations et des instruments spéciaux, qui sont l'apanage d'un laboratoire spécialement destiné à ce genre de recherches.

Au cas où le premier mode d'investigation donnerait des résultats douteux, on doit avoir recours à la culture des crachats, puis à leur inoculation à des cobayes ; dans ce cas, le doute sera toujours tranché et l'on saura si l'on a affaire à du catarrhe simplement ou s'il faut craindre la tuberculose.

On comprend que nous ne pouvons qu'indiquer d'une façon très générale la marche à suivre, ne pouvant aborder le détail des recherches qui est par trop technique pour pouvoir intéresser nos lecteurs. Ce que je peux leur affirmer, c'est qu'avec la combinaison de ces divers moyens, *j'arrive presqu'à coup sûr à trancher la difficulté* ; on comprend quel intérêt cela présente au point de vue du traitement.

CHAPITRE V

Symptômes du catarrhe ou bronchite chronique.

Pour donner à mes lecteurs une vue d'ensemble et surtout pour leur éviter des détails fastidieux et arides, je vais supposer deux malades ayant les deux formes les plus courantes du catarrhe et les désigner sous le nom, l'une de *catarrhe sec et l'autre de catarrhe purulent.*

1° *Catarrhe sec* : l'individu atteint de cette forme de bronchite, en venant consulter, se plaint d'abord de deux phénomènes qui le gênent au plus haut point : *il tousse beaucoup et manque de respiration.* Ce dernier signe est souvent si marqué que l'éminent Professeur Laënnec, dans ses merveilleux travaux sur cette matière, l'avait qualifié catarrhe suffocant.

Donc le malade tousse, il tousse beaucoup et cette toux est horriblement fatigante, car elle est sèche et n'amène aucun résultat ; le malheureux malade subira une quinte terrible de dix minutes quelquefois pour arriver péniblement à arracher *un petit, tout petit crachat gris*, perlé et collant, souvent même rien ne viendra. Lorsqu'enfin après une ou plusieurs quintes, plusieurs expectorations un peu plus liquides, seront sorties,avec mille peines ; alors le malade sera soulagé et jouira d'un repos bien mérité, mais souvent de courte durée.

Au cours des efforts provoqués par la toux, souvent le malade rend ses aliments ; cependant, les quintes sont souvent limitées à certaines heures de la journée, et l'alimentation reste bonne.

En dehors de la toux, le malade souffre d'une *oppression* plus ou moins intense, mais en tout cas persistante ; tout l'oppresse, la moindre marche, le plus petit exercice, l'ascension des étages surtout amène l'essoufflement, et le malade est quelquefois un quart d'heure à respirer bruyamment avant de pouvoir prononcer une parole lorsqu'il a gravi, même lentement, un ou deux étages. Le cœur bat d'une façon désordonnée, et une sorte de sifflement se produit dans la gorge, provoquant une nouvelle quinte de toux.

Traitement du catarrhe sec.

Que faire dans ces cas ? Le premier pas de mon traitement, et en même temps mon plus vif désir est évidemment de *calmer cette toux terrible* qui fatigue le malade et le laisse souvent sans repos. Ce résullat, je l'obtiens assez facilement par l'emploi de substances diminuant l'intensité des réflexes et anesthésiant la sensibilité de la muqueuse des bronches.

Mais une fois la toux diminuée, le malade reposant de longues heures sans la moindre quinte, tout n'est pas fait, loin de là ; le patient est satisfait, enchanté même : mais le médecin ne doit pas oublier que le premier acte seulement de la lutte est joué et qu'il faut profiter de ce calme dont la durée sera toujours assez courte (quelques jours, 12 ou 15 au plus), pour commencer aussitôt le traitement de la *cause*. Or, quelle est la lésion qui produit ces effets désastreux dont nous avons reproduit une esquisse plus haut ? *La cause de la toux et de l'oppression*, dans le catarrhe sec, réside dans le gonflement des parois des bronches et dans la présence de crachats épais, collants, donc difficiles à chasser au dehors.

Le traitement réellement efficace sera donc

celui qui décongestionnera, dégonflera les bronches et en même temps liquéfiera les crachats, les fluidifiera et les rendra semblables à de la salive sortant de la gorge sans le moindre effort et par un simple *hem.*

J'arrive à ce but tant désiré, relativement assez vite, par un triple mécanisme :

1° Appel du sang à la périphérie par la vaso-dilatation, amenant une décongestion du poumon ;

2° Excitation des glandes sécrétoires des bronches soit par action topique, soit par le système nerveux de la muqueuse bronchique ;

3° Modification de l'état général, de la diathèse qui empêche la nature de reprendre ses droits et sa marche naturelle vers la santé.

Par ce mécanisme à triple action, *je peux affirmer que sur les centaines de catarrhes secs que je vois chaque année*, j'en guéris un très grand nombre ; en tout cas il n'en est *pas un qui n'ait été considérablement amélioré* et rendu parfaitement compatible avec une vie même active et l'exercice d'une profession.

Catarrhe purulent.

Dans cette forme de bronchite les choses sont toutes différentes du cas précédent : Ici le malade tousse évidemment, mais il n'en est pas incommodé outre mesure, la toux est assez douce, peu fatigante, mais ce qui ennuie le malade, le dégoûte même beaucoup, *c'est la quantité énorme de gros crachats jaunes verdâtres* qu'il expectore. Le matin surtout au réveil sa poitrine bouillonne et pendant une demi-heure ou une heure, il crache abondamment et dans sa matinée remplit quelquefois un grand crachoir. Les expectorations sont souvent inodores, mais quelquefois elles dégagent, au contraire, *une odeur fort désagréable* pour le malade et son entourage. Quelques malades même, atteints de *bronchite dite fétide*, répandent une *odeur très marquée en respirant*. Dans certains cas cette affection prend les proportions d'une *véritable infirmité*.

La respiration est courte et l'oppression gênante. Mais ce qui domine la scène, c'est l'expectoration si abondante qu'elle peut arriver à représenter un demi-litre à un litre par 24 heures. Bien entendu, le malade s'affaiblit, et la présence continuelle du pus dans les bronches l'empoisonne lentement.

L'indication du traitement est toute différente de celle du catarrhe sec ; ici la toux n'est point fatigante ou peu ; en tout cas, elle est d'ailleurs utile, car elle sert à nettoyer les bronches en provoquant la sortie des crachats ; non seulement il ne faut pas la supprimer, comme dans le cas précédent, mais, au contraire, il faut la laisser se produire tant que la présence des mucosités la provoquera utilement.

Si même, par une médication intempestive, on venait à la faire cesser brusquement, on risquerait fort d'asphyxier le malade.

Quelle sera donc l'indication du traitement ? *Diminuer la production des crachats* source de tout le mal. Ce but est atteint par l'emploi de toutes les substances capables de modifier la muqueuse des bronches. Mon traitement comprendra deux parties :

1° Désinfecter les crachats. Grâce à l'antisepsie des bronches, je peux empêcher la pullulation des microbes qui donnent aux expectorations leur couleur jaune ou verte et en quelques jours ils doivent se décolorer et devenir gris, puis tout à fait blancs ;

2° Une fois ce résultat obtenu, je diminue leur quantité en agissant sur le système vasomoteur de la muqueuse bronchique.

En trois semaines les crachats disparaissent par l'emploi de mon traitement et la toux cesse d'elle-même si derrière le catarrhe quelque autre complication n'est pas venue préparer le terrain à une autre maladie.

CHAPITRE VI

Asthme et Emphysème.

L'asthme est une maladie nerveuse des bronches ; il procède par *crises* plus ou moins éloignées les unes des autres et chacune d'une durée variable. Ordinairement plusieurs crises d'asthme se succèdent dans l'espace de 2 ou 3 jours et constituent ce qu'on appelle une *attaque d'asthme.* Une fois la crise calmée ou l'attaque terminée, le malade va bien ; un peu fatigué seulement, il ne semble pas que quelques heures avant il était sous le coup de symptômes absolument effrayants.

Les vieux asthmatiques,ou tout au moins ceux qui depuis plusieurs années ont souffert de l'asthme à différentes reprises, gardent même entre les crises une *toux gênante et de l'oppression,* mais ce n'est plus là de l'asthme à proprement parler, mais bien la *bronchite chronique*, *le catarrhe*, qui est la complication habituelle de l'asthme non soigné ou en tout cas non guéri. Pour les symptômes de la bronchite qui subsiste entre les crises, nous renvoyons au chapitre précédent où cette question a été longuement traitée. Ici nous n'étudierons que ce qui est l'asthme à proprement parler, c'est-à-dire la crise.

Au milieu de la nuit, un individu la veille bien ou à peu près bien portant, est réveillé par une sensation *d'étouffement très pénible et un sifflement violent* dans toute la poitrine. Aussitôt il est obligé de s'asseoir sur son lit, se penchant en avant pour reprendre sa respiration, qui est prête à lui échapper. Si la crise est forte, le malade est même obligé de se lever et court à la fenêtre, où il aspire l'air du dehors de toute la force de ses poumons ; mais, malgré tous ses efforts, il n'arrive pas à reprendre son souffle et sa figure congestionnée effraie son entourage. Immédiatement on cherche un médecin, ce qui est la meilleure solution, car lui seul pourra appliquer les médications d'urgence qui s'imposent dans ces cas. La crise dure de quelques minutes à plusieurs heures et, lorsqu'elle est terminée, le malade s'endort épuisé par la fatigue. Le lendemain matin, sauf un peu d'abattement et une grande lourdeur de tête, le malade est bien, il respire naturellement. Deux crises peuvent se produire dans la même nuit ou se suivre plusieurs nuits de suite, aux mêmes heures ordinairement.

On comprend aisément que, sous l'influence des efforts respiratoires terribles que fait le malade dans ces conditions, les bronches doivent souffrir. C'est ce qui se produit en effet ; les petites bronches surtout et les petites cavités qui les terminent, se dilatent et même se déchirent. Au lieu de cavités et de conduits à parois élastiques, se resserrant et se dilatant à chaque mouvement respiratoire, on a de grandes excavations aux parois irrégulières et déchirées, ne pouvant plus ni se resserrer, ni se dilater et, par conséquent, impropres à la respiration : ce nouvel état des bronches est appelé *emphysème*.

Si l'emphysème existe seulement dans certains endroits, le mal n'est pas bien grand, mais lorsqu'il se répand dans une partie importante des bronches, on comprend fort bien qu'il compromette gravement la fonction respiratoire.

Symptômes de l'emphysème.

Nous décrirons ici les symptômes de l'emphysème seulement, car ceux de l'asthme ont été exposés plus haut dans la description d'une crise de cette affection.

L'individu atteint d'emphysème est ou a été le plus souvent *un tousseur* ; en effet, les attaques d'asthme assez fortes pour produire le déchirement des cavités bronchiques provoquent en même temps la naissance *du catarrhe*, et on peut dire qu'en général *emphysème et catarrhe marchent de pair* ou en tout cas se suivent de très près.

En dehors de ce qu'*il tousse*, *l'emphysémateux est toujours oppressé* ; c'est là le phénomène dominant de son histoire, son oppression est fixe, c'est-à-dire qu'il ne l'est guère plus un jour que l'autre, mais chaque mouvement est pour lui pénible, parce que la respiration lui manque : veut-il monter un escalier, soulever un poids même minime, marcher contre le vent ou simplement causer en marchant, aussitôt sa respiration devient sifflante *et il perd haleine*. Après quelques instants de repos, il peut reprendre sa course ou ses affaires ; mais pour peu de temps, l'oppression le guette et le reprendra bientôt, lui *interdisant tout service réellement actif*.

Certains individus atteints d'emphysème sont gonflés après le repas, deviennent rouges et étouffent beaucoup pendant les premières heures de la digestion.

Traitement de l'asthme et de l'emphysème.

Du traitement de la crise d'asthme, je ne dirai rien, car il est du ressort de la médecine d'urgence et son mécanisme est trop abstrait pour qu'il soit possible d'en aborder la description dans ce traité élémentaire ; ce que je dois dire seulement, c'est que j'ai de puissants moyens d'action pour l'enrayer.

Le *traitement général de l'asthme* lui est beaucoup plus intéressant. Tout d'abord l'hygiène doit entrer en ligne de compte pour une part importante : il est un fait acquis, c'est que les refroidissements, le séjour à l'humidité, sont des causes déterminantes de la crise d'asthme chez les individus sujets à cette affection. Le séjour dans un lieu mal aéré ou chargé de poussières, constitue également un mauvais milieu pour l'asthmatique. Enfin, l'état plus ou moins libre *du nez* est également à considérer. Certains individus doivent leurs crises d'étouffement au fait que leur nez est bouché et qu'ils respirent par la bouche ; *redonne-t-on la perméabilité à la voie nasale*, ce qui est toujours possible pour moi, que les attaques d'asthme disparaissent comme par enchantement.

Pour l'*emphysème*, les règles hygiéniques sont les suivantes : éviter la toux et toutes les causes qui peuvent la produire ; pas d'exercice violent ; enfin, autant que possible, une vie au grand air.

Le *traitement médicamenteux qui agit d'une façon merveilleuse* et m'a donné des succès réellement inespérés dans les cas d'asthme, est celui qui s'adresse à la névrose d'une part, et, d'autre part, à l'état général du malade, et c'est, je crois, pour avoir souvent négligé ce dernier point, que bien des traitements ont échoué.

J'examine sous quelle diathèse peut être rangé le malade ; est-ce un herpétique, un goutteux, un rhumatisant, etc., et je combine l'action thérapeutique contre ces deux facteurs : *la névrose et la diathèse*. Toute la valeur du traitement consiste à s'adresser bien exactement à celle qui est en cause, et non à une autre, ce *qui empêcherait complètement la guérison*.

CHAPITRE VII.

Tuberculose et phtisie.

Au point de vue scientifique la *phtisie* pulmonaire n'est autre chose que la *localisation de la tuberculose sur les poumons.* Avant donc d'en décrire les symptômes, nous devons faire une étude générale sur la tuberculose.

En 1883, le Professeur Koch découvrit le microbe de la tuberculose, les travaux scientifiques faits depuis ont consacré cette découverte et le nom du savant allemand a été donné au microbe de la tuberculose.

Toutes les parties de l'organisme humain peuvent être envahies par le bacille de Koch ; suivant l'organe atteint, la maladie prend un nom différent et son histoire, sa durée, et ses symptômes sont essentiellement différents.

1° Se *fixant sur la peau*, *la tuberculose* constitue la maladie appelée *lupus*. Des *croûtes épaisses*, laissant suinter un liquide sanieux ou restant absolument sèches recouvrent une partie du corps, la face de préférence ; elles creusent de plus en plus, gagnant chaque jour un peu de terrain, et si un traitement énergique n'intervient pas, elles détruisent tous les tissus voisins : le nez, les joues, les paupières.

Il est aisé de comprendre que dans cette affection le traitement général jouera un rôle considérable.

J'ai publié d'ailleurs, il y a quelque temps, les *résultats et guérisons remarquables* que j'ai obtenus dans le traitement du *lupus* par l'emploi d'une méthode rapportée d'Allemagne par mon savant et distingué confrère, médecin-adjoint de l'Œuvre des tuberculeux.

2° La *tuberculose des os* est une affection très fréquente dans la jeunesse ; elle se localise de préférence dans les articulations et prend les noms de *coxalgie*, *tumeur blanche*, *arthrite*, etc.... tous noms indiquant la maladie localisée à des endroits différents.

Souvent à la suite de longues inflammations, produites dans les os par la tuberculose, du pus se produit, un abcès vient s'ouvrir, et l'os dont la charpente a été détruite sort par petits morceaux, rendant ainsi les membres auxquels il appartient impotents et hors d'usage.

Dans de pareils cas on offre souvent aux malades le *secours de la chirurgie et comme remède l'amputation.*

J'ai été assez heureux pour donner mes soins à des malades dans de *pareilles situations et leur éviter l'opération.*

Dans le même travail mentionné plus haut, j'ai présenté un *nombre fort respectable de ces tuberculoses des os guéries par ma méthode.*

Arrivons maintenant à la forme de la tuberculose la plus intéressante pour nous, à *celle des bronches et des poumons.*

Pour le médecin, ces deux termes : tuberculose et phtisie, ont la même valeur ; pour les gens du monde, il existe encore, à l'heure actuelle, une nuance entre ces deux expressions.

Le phtisique est celui dont la maladie est évidente pour tout le monde ; le tuberculeux, au contraire, semble atteint tout simplement d'un rhume appelé par le public *rhume négligé* ; la maladie ne semble pas grave et l'état général du malade reste d'ailleurs à peu près bon.

De cette différence tout à fait superficielle et qui n'a de valeur que dans l'esprit du public, vient la difficulté que nous éprouvons à faire soigner les phtisiques dès le début de leur maladie et cependant si les malades savaient quelle importance il y a pour eux à prendre, *dès le début*, leur affection au sérieux et à faire tous les sacrifices nécessaires pour l'enrayer, beaucoup seraient sauvés et éviteraient le triste déroulement de la terrible maladie. Aussitôt arrivé et installé dans les poumons, le bacille de Koch produit un certain nombre de lésions qui restent le plus souvent limitées en un seul point du poumon, le sommet presque toujours ; puis les lésions gagnent de proche en proche, envahissent toute la masse du poumon, le ramollissent et le creusent de cavernes qui, devenant de plus en plus nombreuses, rendent bientôt la vie impossible.

CHAPITRE VIII

Comment on devient tuberculeux.

Le chiffre de tuberculeux mourant chaque année en France est 150 à 200 mille, suivant les années.

Ce nombre est formidable, et M. le Comte d'Haussonville, dans une statistique relevée depuis 30 ans, a déclaré qu'il était supérieur à lui seul à tous les décès produits par les plus terribles épidémies et les guerres les plus meurtrières. Ces 150 mille tuberculeux se renouvellent chaque année, de telle sorte que c'est en permanence d'un bout de l'année à l'autre que nous avons 150 à 200 mille phtisiques en France. Chacun de ces malades tousse et crache ; combien de fois par jour en moyenne ? Nous ne pourrions le dire, les uns dix fois, les autres cent fois, mais, en tout cas, on se rend compte du nombre colossal de crachats expectorés chaque jour par tous les phtisiques répandus en France. Chacun de ces crachats contient plusieurs milliers de microbes ou bacilles de Koch qui, *chacun isolément, peuvent suffire à rendre un individu tuberculeux.*

Au chiffre de combien de milliards un mathématicien pourrait-il arriver, d'après les nombres indiqués plus haut, pour évaluer les bacilles de tuberculose errant dans l'air que nous respirons ? En effet, les crachats, qu'ils soient lancés sur le sol ou recueillis dans un mouchoir comme cela arrive neuf fois sur dix, les crachats se dessèchent, se transforment en poussières balayées par les courants d'air et promenant les terribles bacilles dans tous les coins les plus reculés des logements, des ateliers, des écoles, des casernes, et enfin de toutes les habitations, depuis celles du plus petit village jusqu'aux maisons des grandes villes.

On n'ose y penser sans frissonner, car le danger est réel ; il est considérable par le nombre des ennemis sans cesse renouvelés et, ce qu'il y a de plus terrible, c'est qu'il est *invisible* et que par là même, ne le *voyant pas*, nous ne pouvons *l'éviter*. L'air est toujours le même, sa couleur n'est nullement changée par la présence des bacilles, pas la moindre odeur ne vient en révéler la présence ; en somme, aucun de nos sens, nos yeux moins que tous les autres, ne peut nous crier gare et nous donner l'éveil à l'approche du danger ; nous respirons tranquillement un air que nous croyons pur et nous remplissons notre bouche, notre gorge, nos bronches de *bacilles de tuberculose* ? N'est-ce point terrible quand on y songe ; et cependant y a-t-il un remède à cette terrible calamité qui menace de détruire l'humanité tout entière ? Oui, assurément ; et un simple raisonnement de quelques lignes va en faire aisément comprendre le mécanisme : plus il y a de tuberculeux en France, plus est grand le nombre de bacilles errant dans l'air, donc plus sont nombreuses les causes capables de produire la tuberculose ; en un mot, plus il y a de phtisiques, plus on a de chances d'attraper la maladie ; c'est ce qui se passe en ce moment où le nombre des tuberculeux augmente chaque année.

Or, la *tuberculose est guérissable*, les faits scientifiques les plus nets et les exemples les plus frappants le prouvent (nous en donnerons le détail plus loin) ; la guérison est possible *toujours*, pour les malades que je soigne *au début* ; je peux le montrer pièces en main. Si donc, les 150 mille tuberculeux se *soignaient dès le début*, et suivaient le traitement rationnel véritable de la phtisie, leur nombre tomberait à 25 ou 30 mille au plus. Le nombre de bacilles répandu dans l'air diminuerait dans les mêmes proportions et nous aurions huit fois moins de chances de devenir tuberculeux. Le nombre des guérisons augmentant et celui des individus sains devenant malades, diminuant ; en peu d'années la tuberculose serait presque disparue complètement de notre France qu'elle dépeuple et décime de plus en plus chaque jour.

C'est pour répandre ces sages notions et cette juste crainte du fléau que nous mettons sous les yeux de nos lecteurs la vérité scientifique toute nue et la lui présentons avec toutes ses horreurs.

Ceci établi, revenons à notre première question, et répondons à une objection que le lecteur nous fera forcément : *Comment devient-on tuberculeux ?* avons-nous dit au début de ce chapitre ; fort bien nous avons répondu à la question et avons montré comment la tuberculose s'attrapait et les nombreuses sources de production des bacilles, l'unique cause de tout le mal. Mais, nous dira-t-on, puisque les bacilles de la tuberculose sont partout dans l'air que nous respirons, *comment tout le monde ne devient-il pas phtisique* ? Comment, au lieu de 150 ou 200 mille, en France n'en comptons-nous pas 30 et quelques millions et comment la population entière n'est-elle pas détruite par le fléau ? L'objection est importante et il était utile de la prévoir, afin de ne laisser aucun point obscur dans l'esprit du lecteur. Notre réponse est appuyée, bien entendu, sur un fait scientifique ; pour nous faire mieux comprendre, nous nous servirons d'une comparaison peut-être un peu triviale, mais qui rendra bien notre pensée : un poisson de mer, mis encore vivant dans une rivière, vivra-t-il ? Non, assurément. Un mouton ou un cheval auquel on n'offrira que de la viande à manger, pourra-t-il trouver sa vie ? un homme pourrait-il se nourrir dans un pâturage ?

La réponse est claire ; non, assurément. Il en est de même du bacille de la tuberculose qui est en somme un être vivant au même titre qu'un animal quelconque, bien qu'appartenant à un groupe très inférieur ; pour vivre, il lui faut donc une nourriture et un terrain propices. Or, pour l'être humain, deux situations peuvent exister : la santé parfaite ou au contraire *l'état maladif*. Or ce dernier est le seul qui permette au bacille de se fixer et de trouver sa vie. *Un individu affaibli, fatigué, languissant, maladif*, rencontre un microbe, il l'absorbe, le laisse croître et bientôt l'organisme tout entier est envahi.

L'être vivant en pleine santé, robuste, actif, dispos, sain de corps, possède du fait même des forces de la nature, le *pouvoir de détruire immédiatement et avant qu'ils aient pu nuire*, tous les germes maladifs qu'il peut rencontrer.

Soyez bien portant et vous passerez au milieu des microbes, comme le guerrier recouvert de la cotte de maille franchissait la ligne des épées et des lances ; l'*être chétif et en mauvais état de santé* tombera au premier choc de l'ennemi. Donc tout se résume à la question d'un *terrain, propre ou non à cultiver le bacille.* Cette résistance de l'être humain est expliquée par ce fait que le sang d'un individu bien portant transporte de petits corpuscules infiniment petits et doués du pouvoir de détruire les bacilles ; ces petits êtres portent le nom de *cellules phagocytes*. Chez l'individu débilité, au contraire, ils n'existent pas et les microbes peuvent agir en maîtres.

On comprend que de ce fait nous devrons tirer une conclusion : 1° le meilleur moyen de ne pas devenir tuberculeux, est d'avoir un organisme en bon état ; 2° il sera de toute utilité chez le phtisique de relever et d'améliorer l'état de santé général pour augmenter le nombre de ces *cellu-*

les phagocytes capables de détruire les bacilles déjà fixés dans les bronches.

CHAPITRE IX.

Signes de la phtisie ou tuberculose pulmonaire.

Dans le précédent chapitre nous avons dit comment on devient tuberculeux et nous avons montré combien il était important de soigner la maladie dès le début, la guérison étant d'autant plus difficile que le développement de l'affection est plus avancé.

Il est donc utile d'exposer les *premiers symptômes* auxquels il est possible de découvrir la tuberculose commençante. Ce chapitre est pour moi du plus haut intérêt, car dans le grand nombre de malades atteints de la poitrine que je vois chaque jour à ma consultation, je constate invariablement que chez les malades pris assez tôt, *mon traitement* est toujours couronné de succès ; au contraire, plus le malade a tardé à me consulter, plus le traitement est difficile et long ; cependant, je peux affirmer que parmi les nombreux tuberculeux que je soigne, *il n'en est pas un* chez lequel je ne puisse enrayer la marche de la maladie et donner une sorte de coup de fouet revivifiant au cours duquel la nature peut reprendre ses droits et ramener le malade à la santé.

Je possède plus de 50 observations de malades adressés à moi par des confrères, soit de Paris, soit de la province, considérés comme des tuberculeux absolument condamnés à mourir dans un délai assez restreint et *grâce à ma méthode* de traitement suivie d'ailleurs, il faut le dire à l'honneur des malades, avec une constance parfaite, j'ai pu obtenir *la guérison de la maladie* et leur permettre de reprendre leurs travaux. Déjà 5 ou 10 ans ont passé et ces malades vont toujours bien. Mais ici notre principal but est de montrer aux malades les premiers signes de la tuberculose et nous nous déclarerons bien heureux si nous avons pu, grâce à ce petit livre, inspirer à un malade encore à peine atteint, le désir de se soigner et lui éviter ainsi de longs mois de soins et de souffrance, et qui sait peut-être pis encore.

Les *premiers signes de la tuberculose* du poumon sont très vagues et indécis, il faut être bien prévenu et sur ses gardes pour croire que quelques symptômes sans gravité apparente et assez fugaces sont le début d'une maladie des plus sérieuses. Le *rhume* est une forme de début très fréquente ; *un malade tousse pendant 3 ou quatre semaines, puis deux mois* ; *son appétit diminue quelque peu* ; *les forces s'en vont également.* D'autres fois quelques sueurs, la nuit avec des vomissements après les repas marquent le début. Enfin, un *crachement de sang* peut ouvrir la scène. Se produisant en pleine santé, il effraie le malade sur le moment, puis, après, il ne souffre plus, la toux s'arrête, il se croit hors de danger : calme trompeur ; souvent ce crachement de sang isolé dans le cours de la vie *sera le début d'une tuberculose* qui restera ignorée pendant longtemps et éclatera plus tard, bien plus tard. Nous ne saurions trop le répéter, *tout individu qui a craché du sang* doit suivre un traitement spécial destiné à empêcher l'éclosion possible des bacilles.

La *pleurésie* est très souvent aussi le premier symptôme avant-coureur de la maladie de poitrine ; dans les nombreux dossiers comprenant l'histoire de chacun des malades que je vois, combien le mot pleurésie revient-il de fois ? A chaque instant nous le retrouvons, et presque toujours il a précédé de longs mois, plusieurs années même, l'éclosion de la tuberculose.

Comme le dit fort bien le professeur Landouzy, toute pleurésie qui n'est pas nettement démontrée, comme une pleurésie rhumatismale, en un mot, qui n'a pas fait sa preuve, est presque toujours le début d'une *phtisie* qui se déclarera dans l'avenir.

Donc, que pouvons-nous conclure de pratique? C'est que *tout individu qui a eu une pleurésie* dans sa vie doit suivre un traitement spécial en vue d'une tuberculose peut-être encore ignorée, mais qui tôt ou tard fera ses preuves.

Les *douleurs dans le dos*, dans les côtés, dans la poitrine, sont souvent des signes importants au début. Il en est de même du *dérangement des fonctions de l'estomac* ; de la perte de l'appétit ; des diarrhées continues ; de l'oppression dont la cause n'est pas nettement définie ; des battements de cœur sans motif appréciable ; enfin, et surtout, de *l'amaigrissement*.

Tels sont les signes principaux que nous croyons utiles de signaler au lecteur et qui devront le décider vivement à suivre le traitement.

Voyons maintenant, une fois la maladie déclarée, *quelle est son évolution et sa marche*.

CHAPITRE X

Marche de la tuberculose pulmonaire.

Les signes du début étant connus, arrivons à la période où la tuberculose est déclarée. Nous distinguerons 3 *périodes* :

1re PÉRIODE. — *La toux*, qui est le symptôme caractéristique le plus important, peut être constante et fatiguer le malade jour et nuit, comme au contraire elle peut être seulement périodique et revenir à certaines heures de la journée, après les repas souvent ; d'autres fois le soir, au moment où le malade se met au lit. Certains malades crachent peu et avec difficultés ; d'autres expectorent abondamment et sans aucune peine.

Le malade éprouve presque toujours des *points douloureux*, dans le dos, ou dans la poitrine ; chaque quinte de toux les réveille et les rend plus aigus.

L'appétit est presque toujours diminué, quand il n'est pas, comme cela arrive souvent, complètement disparu. Les digestions sont difficiles, heureux encore quand la toux, par les efforts qu'elle fait faire au malade, ne produit pas le *vomissement après chaque repas*.

J'ai vu ainsi venir me consulter des malades qui depuis plusieurs mois n'avaient pas pu prendre *un seul repas* sans le rendre presque aussitôt ; dans tous ces cas je suis arrivé à un résultat réellement remarquable en permettant au malade, *grâce à mon traitement*, de manger et de garder ses aliments et cela dès *le* 3me *ou* 4me *jour* du traitement. Sans indiquer complètement le mécanisme *de ma méthode*, qui est par trop technique pour être exposée ici, je vais indiquer cependant que je peux *arrêter les vomissements* chez les tuberculeux en agissant sur les terminaisons du pneumogastrique d'une part, et d'autre part en acidifiant le contenu de l'estomac. Dans de pareilles conditions, je suis sûr du résultat environ 92 fois sur 100.

La nuit le tuberculeux éprouve en général des *sueurs très abondantes* qui l'épuisent et lui font passer de longues heures sans sommeil.

Vers la fin de la journée, même quelquefois dès midi, une *chaleur sèche*, accompagnée d'un grand malaise, envahit le malade ; un frisson même se produit souvent et oblige le malade à prendre le lit ou tout au moins à rester immobile dans un fauteuil, la tête lourde et en proie à un état général fort pénible. L'accès de fièvre peut durer de 2 à 5 heures et se termine presque toujours par des sueurs abondantes. On comprend combien cette fièvre brûlante mine le pauvre malade et le pousse d'un pas rapide vers le lit où il sera cloué de longs mois si l'on n'intervient aussitôt par un traitement énergique.

2me PÉRIODE. — A la deuxième période de la tuberculose, nous avons affaire à un malade déjà sérieusement atteint et tous les symptômes de la période précédente se retrouvent, mais *tres aggravés* : la perte des forces est considérable et l'amaigrissement est tel qu'il rend quelquefois le sujet méconnaissable.

A ce moment *je peux encore enrayer* la marche progressive de la tuberculose, mais il est nécessaire que le malade se presse, car il ne lui reste que peu de forces et la maladie marche vite ; malgré tout, si le traitement est appliqué énergiquement dans 50 cas sur 100 *je peux affirmer le relèvement du malade* ; mais qu'il se hâte, beaucoup pour lui ! et un peu pour l'honneur du spécialiste auquel il va se confier. Combien de malades seraient sauvés, s'ils voulaient me comprendre et surtout m'écouter ; il est vrai que j'exige de mes malades une obéissance absolument complète au traitement que je leur impose ; mais n'a-t-on pas le droit et même le devoir d'être un peu autoritaire quand on a la vie d'un être humain entre les mains et que de sa ferme volonté dépend le succès.

3me PÉRIODE. — Qu'en dirons-nous ? peu de chose ! un nuage de tristesse et de désespoir vient la couvrir d'un voile épais.

Le malade est au lit, il ne se lève plus (non pas que tous les malades qui sont au lit soient arrivés à cette période, heureusement non ; mais c'est la règle pour les phtisiques au 3me degré).

De grandes excavations se sont faites dans les poumons du malade ; il les crache, dit-on vulgairement. En tout cas, le pauvre malade tousse, crache sans désemparer, il étouffe, ne peut plus se nourrir... C'est la fin de la fin ! la lampe qui s'éteint manque d'huile.

Que pouvons-nous à ce moment pour ce triste cas ? Peu de choses, mais en tout cas deux auxquelles nous ne manquons pas : *soulager le pauvre malade*, lui diminuer ses souffrances, et reprocher à son entourage, à sa famille de ne pas m'avoir appelé plus tôt, persuadé que sûrement le pauvre être n'en serait pas là aujourd'hui.

CHAPITRE XI

Contagion. — Hérédité. — Hygiène générale de la tuberculose pulmonaire.

Nous avons déjà, dans un chapitre précédent, touché quelques mots de la contagion de la tuberculose ; nous avons montré que depuis 1883 nous savons que la cause de la maladie est un microbe, être infiniment petit, visible seulement avec l'aide de microscopes d'une grande puissance ; mais, malgré sa petitesse, capable, grâce au nombre de détruire, si on le laisse faire, des êtres vivants de la taille d'un homme. — Nous avons dit également que ce microbe, appelé Bacille de Koch, du nom de celui qui l'a découvert, existe en proportions considérables dans les crachats des tuberculeux ; que ces crachats une fois séchés soit sur le sol, soit dans les linges où ils sont recueillis, se réduisent en poussière, qui contiennent des bacilles de Koch encore vivants en nombre incommensurable, chaque crachat pouvant en renfermer plusieurs centaines de mille !

On juge de la quantité innombrable qui foisonne dans les lieux habités par les phtisiques, et du nombre effrayant de bacilles qui, pleins de vie, sont balayés par les vents et viennent empoisonner l'atmosphère que nous respirons.

Nous avons expliqué également que si *tous* nous ne devenons pas tuberculeux en respirant ces bacilles, c'est que, pour se fixer sur un être vivant, il faut que ce dernier soit dans des conditions d'affaiblissement très intense, qu'il soit débilité au plus haut point ; sans cela le bacille ne peut y vivre et si l'individu dans lequel il a pénétré est bien portant, il est *détruit immédiatement* par la vigueur même des forces naturelles.

Ajoutons quelques détails complémentaires qui, nous l'espérons, intéresseront nos lecteurs sur l'importante question de la *contagion de la tuberculose.*

Tout d'abord, comment a-t-on pu arriver à reconnaître que l'air dans lequel vivent ou passent les phtisiques, contient en suspension des bacilles que nous respirons nous-même en y allant. L'expérience suivante est facile à réaliser et suffisamment démonstrative : dans une salle publique : école, théâtre, église quelconque, dans laquelle ont séjourné un grand nombre de personnes, et au bout de quelques heures que les assistants se sont retirés et que l'air y est redevenu tranquille, on recueille sur un linge humide la poussière qui vient retomber sur le sol ou sur les endroits saillants quelconques, poutres, corniches, etc.

On fait ensuite tremper ces linges chargés de ces poussières dans un liquide spécial auquel on fait subir différentes préparations d'une nature trop abstraite, pour être développées ici, et enfin, le filtrage fait, les parcelles de terre, de bois, etc., enlevées, on examine au microscope ce qui reste. Un œil exercé à ces sortes de recherches reconnaît immédiatement divers microbes tous plus ou moins funestes ; mais, au milieu d'eux, un est particulièrement effrayant tant par le nombre de ses représentants que par sa signification terrible, c'est le *bacille de la tuberculose* : ce n'est pas un, ni dix, ni cent, ni mille que le microscope nous montre, mais des centaines de mille dans les quelques grammes de la poussière recueillie !

Donc l'air que nous respirons, au moins dans tous les cas où des individus sont réunis, contient des bacilles de la tuberculose.

Maintenant il reste à établir, par des preuves irréfutables, notre seconde affirmation : *un individu en pleine santé*, passe au milieu d'un foyer de bacilles, peut les respirer et cependant ne pas devenir tuberculeux. Voici comment la preuve peut en être faite : à l'hôpital nous avons pris des infirmiers en état de parfaite santé : après les avoir laissé faire leur service dans une salle occupée par des phtisiques, nous leur avons badigeonné la gorge avec des pinceaux humides ; puis les mucosités recueillies sur ces instruments ont été examinées au microscope et dans tous les cas nous avons trouvé des bacilles de Koch en nombre plus ou moins grand, mais ne manquant jamais. Or *aucun de ces infirmiers*, que nous avons suivis, n'est devenu phtisique par la suite.

La preuve de la contre-partie se fait chaque jour ; c'est-à-dire qu'un individu fatigué, affaibli, par une maladie quelconque *autre que celle de la poitrine*, entre à l'hôpital et séjourne auprès de phtisiques pendant un temps plus ou moins long ; l'expérience nous montre que la plupart du temps *il contractera la tuberculose.*

Arrivons à la question de l'*Hérédité de la Tuberculose.*— On croit, d'une façon générale, que tout enfant né de parents poitrinaires est presque toujours condamné à le devenir : nous répondrons à cette opinion, comme nous l'avons fait précédemment, par un fait scientifique, qui est le suivant : Un certain nombre de mères de famille atteintes de la poitrine ont été laissées avec leurs enfants nouveau-nés : un nombre égal de mères également malades, ont été séparées de leurs enfants aussitôt après leur naissance et ceux-ci ont été mis en nourrice au loin. Dans le premier groupe, presque tous les enfants sont devenus poitrinaires ; ceux, au contraire, séparés de leur mère, ont grandi et se sont fait une bonne santé, absolument indemnes de toute tuberculose : que prouve cette expérience ? C'est que l'enfant né de parents tuberculeux n'est pas malade à sa naissance,mais qu'il le devient par *contagion,* c'est-à-dire en attrapant la maladie de ses parents comme il pourrait en recevoir le germe de toute autre personne malade. L'enfant, en effet, est, par sa nature même,frêle et apte à contracter le bacille de la tuberculose. *Tout individu qui a donc eu dans sa famille des parents morts de la poitrine*, doit donc se méfier et se soigner,car il a la preuve que son tempérament est apte à recevoir les germes de la tuberculose qu'il peut même posséder à *l'état latent.*

Terminons ce chapitre par quelques mots d'*Hygiène générale* ; nous avons vu que c'est par la *contagion* que nous devenons tuberculeux ; la phtisie n'est pas une maladie qui naît d'elle-même ; pour l'avoir, il faut avoir absorbé des bacilles ; malheureusement, ce ne sont pas eux qui manquent, ni les occasions qui font défaut.

L'hygiène doit donc s'occuper de diminuer, de supprimer même les causes de transport du bacille d'un endroit à l'autre. La première règle est évidemment la suivante : recommander aux malades de cracher dans des crachoirs remplis de sciure de bois humide et dont le contenu sera brûlé à un bon feu ; les bacilles ne résistent pas à la combustion et par ce moyen ils sont tous détruits. Cette règle est évidemment assez difficile à faire appliquer, mais enfin il nous semble que la vie de 150 mille personnes par an est quelque chose qui doit compter et chaque malade peut y mettre un peu du sien. Les administrations ont d'ailleurs commencé à afficher des règlements interdisant de cracher sur le parquet des établissements publics. Ces sages mesures sont à encourager et surtout à respecter.

Mais si l'air respirable est le moyen le plus rapide et le plus fréquent de transmission de la tuberculose, il n'est pas le seul : la viande des animaux de boucherie atteints de tuberculose est susceptible de la donner ; aussi les conseils d'hygiène surveillent-ils avec grande attention les viandes livrées aux boucheries et évitent ainsi une espèce de contagion plus fréquente que l'on ne croit.

Le lait des vaches pommelières ou tuberculeuses contient aussi des bacilles ; on comprend donc que pour l'alimentation des enfants ou des malades, cette question peut avoir une gravité extrême. L'administration remédie à ce danger dans la mesure du possible en faisant surveiller les animaux des laiteries par des vétérinaires, mais avouons que ce contrôle est bien souvent insuffisant.

Que faire en ce cas ? Si l'on n'est point certain de la provenance du lait employé, le meilleur moyen est de faire bouillir le lait ; en effet, l'ébullition à 100 degrés suffit à détruire le bacille de la tuberculose. C'est le conseil le plus pratique que nous puissions donner à nos malades et aux mères habitant les grandes villes.

CHAPITRE XII

Traitement de la tuberculose ou phtisie.

Le traitement de la phtisie ou tuberculose du poumon doit être considéré à deux points de vues : 1° le traitement hygiénique ; 2° le traitement médicamenteux.

Le premier consiste à mettre en jeu toutes les forces de la nature pour ramener l'organisme à l'état normal de santé.

Le second est l'œuvre du médecin ou plutôt d'une bonne méthode de traitement appliquée avec tout le tact possible.

1° *Traitement hygiénique.* — Le premier but visé par l'hygiéniste sera d'appliquer les règles énumérées plus haut à propos de la contagion pour empêcher la maladie de se produire ; nous renvoyons donc nos lecteurs pour de plus amples explications au chapitre précédent.

Mettons-nous maintenant en présence de la *tuberculose établie* ; le sujet est atteint de la poitrine et des signes nets nous permettent de conclure à son existence ; quel rôle l'hygiène pourra-t-elle jouer dans le traitement de la maladie ? Un rôle très important à coup sûr ; pour vivre, pour se maintenir en bon état de santé, et surtout, pour reconstituer une santé déjà ébranlée, il faut mettre l'organisme dans des conditions favorables à l'exercice de toutes les fonctions de la vie : c'est là, en somme, la définition de l'hygiène ; considérons-la aux différents points de vues qui peuvent davantage instruire nos lecteurs. Tout d'abord pour l'alimentation, des règles nombreuses, et que le médecin seul peut indiquer, sont de la plus haute importance. Tel malade devra prendre une nourriture surtout composée de viandes (cuites ou crues suivant les cas); tel autre devra se nourrir de légumes de préférence (légumes verts dans certains cas, farineux dans d'autres) ; un troisième devra éviter les graisses et les substances acides, tandis qu'un autre, au contraire, prendra avec profit des huiles, des aliments gras ou des légumes acides, oseille, tomate, etc...

De l'emploi de telle ou telle chose comme nourriture ou comme boisson dépendra l'existence ou la perte d'un bon appétit et d'une digestion régulière.

Il en est de même de l'emploi des boissons alcooliques ou fermentées ou enfin du thé ou du café. Tout ceci constitue l'hygiène et le régime alimentaires. Mais pour les indiquer au malade d'une façon fructueuse, il faut avoir sur lui nombre de renseignements qui nous mettent au courant de son tempérament.

L'hygiène de l'habitation et du vêtement ont également leur importance : les uns devront avoir une vie active, les autres se trouveront mieux d'une existence calme et tranquille, certains devront être constamment vêtus de laine ou de flanelle, tandis que pour d'autres, au contraire, dont la peau a des tendances herpétiques ou eczémateuses, le contact de la toile sera indispensable, etc...

Nous pourrions multiplier à l'infini les exemples appliqués aux questions du coucher, de l'exercice des différentes professions ou métiers ; du mariage, etc. Mais, nous le répétons, il nous *faut avoir des renseignements détaillés* sur le malade pour pouvoir lui donner un avis utile.

Nous ne voulons pas terminer cette question si importante de l'hygiène dans le traitement de la tuberculose sans dire à nouveau que les crachats des malades laissés à l'air libre, sur les parquets ou dans les mouchoirs, constituent le plus terrible danger de contagion (voir ce chapitre). Nous recommandons aux malades atteints de la poitrine ou même plus simplement à tous les malades qui *toussent* de cracher dans des crachoirs remplis de sciure de bois mouillée. Cette précaution est de la plus grande importance pour eux et pour leur entourage.

2° *Traitement médicamenteux de la phtisie ou tuberculose.*

La première inspiration vers laquelle est porté le médecin a été nécessairement aussi la plus naturelle, c'est de s'adresser directement au bacille, cause de tout le mal et à chercher à le détruire ; bon nombre de médicaments ont été vantés comme ayant le pouvoir, après avoir été absorbés par le malade, de se répandre dans les poumons, sur toute la surface des bronches, et d'y détruire immédiatement tous les bacilles de la tuberculose qui s'y trouvent ; hélas ! toutes ces panacées ont été autant de désillusions et, après en avoir fait des essais scientifiques sérieux, tous ces produits ont été presque tous abandonnés.

Dans la conception de ma *méthode du Traitement de la Tuberculose*, laquelle m'a été inspirée par l'observation même des nombreux cas que depuis dix ans j'ai soigné, j'ai envisagé la question d'une façon *tout à fait différente et nouvelle d'ailleurs*.

Au lieu de chercher, comme tous mes confrères adonnés aussi à cette spécialité de la poitrine, à détruire par un médicament, d'ailleurs encore inconnu, les bacilles existant dans les poumons ou les bronches, j'ai raisonné d'une façon presque inverse :

Un fait est acquis, *c'est que le bacille ne peut pas vivre chez un individu sain*, en effet, comme je l'ai montré au chapitre précédent, tous ceux qui sont bien portants vivent comme tout le monde dans l'atmosphère qui contient de nombreux bacilles et tandis que les tempéraments affaiblis, les individus chétifs, lymphatiques, anémiés, contracteront la phtisie, les tempéraments robustes resteront sains et saufs. Nous avons montré également que cette différence tenait uniquement à ce fait, que des études scientifiques approfondies ont permis aux savants d'apprécier aujourd'hui, et qui est le suivant : un être vivant, bien constitué, porte en lui de petits êtres infiniment petits appelés *cellules phagocytes*, dont le pouvoir et le rôle est *de détruire immédiatement les germes mauvais* (microbes, bacilles, etc.), qui cherchent à se fixer sur nous. Venons-nous à nous affaiblir, à nous débiliter, à devenir anémiques pour une raison quelconque : fatigues, surmenage, privations, maladies longues, etc.), ces petites cellules phagocytes destinées à nous protéger du mal, diminuent en nombre et même, si l'on ne se soigne pas assez tôt, disparaissent complètement. Dès lors nous sommes à la merci du premier bacille de la tuberculose que nous respirerons et cent fois par jour nous aurons des chances de contracter la phtisie. Ce fait se produira d'ailleurs à coup sûr et dans un délai rapproché.

Une idée devait naître à l'esprit de quiconque est habitué aux raisonnements scientifiques ; c'est précisément celle que nous développons ici et qui constitue la déduction logique des faits observés pour *conclure un traitement de la tuberculose* par la méthode que nous présentons dans ce Traité.

L'homme atteint de phtisie est non seulement un être affaibli, débilité, il est mieux que cela, ou plutôt pire que cela : *il est terrassé par la maladie* qui s'acharne après lui : il tousse sans cesse, ne peut ni dormir, ni se reposer, *d'où affaiblissement* : il a perdu l'appétit et, s'il mange, il ne digère que mal ou pas du tout, nouvelle source de perte sérieuse. Il crache, il a de la diarrhée souvent, crache quelquefois du sang, enfin de tous les côtés le pauvre être est frappé, ses forces naturelles sont trahies de toutes parts, jusqu'à l'air pur qui lui refuse son concours, car il est enfermé la plupart du temps et ne respire qu'un air confiné.

Et cela au moment où les *cellules phagocytes*, ces petits êtres protecteurs sont déjà diminués en nombre ; maintenant c'est un cercle vicieux : plus il est malade, plus ses éléments protecteurs diminuent, plus les forces de l'ennemi augmentent : la lutte n'est plus égale, le pauvre malade succombe, *sans compter les médicaments* bons ou mauvais, mais en tout cas pris d'une façon intempestive, et *qui viennent encore l'accabler.*

Il s'agit là, comme le dit l'expression vulgaire mais exacte, de prendre le taureau par les cornes : *le malade est affaibli.* Pourquoi ? Nous venons de le dire, *parce qu'il tousse, qu'il sue, qu'il a de la diarrhée, qu'il crache, etc. : arrêtez tout cela, faites cesser la toux, l'expectation, la fièvre, relevez l'appétit, faites-le digérer* : c'est possible (la science, le permet ; nous avons plusieurs centaines de cas à présenter à l'appui de cette affirmation). Faites cesser, pendant quinze jours seulement, tous ces phénomènes : que va-t-il se produire ? l'*état de santé général s'améliorant les cellules phagocytes, nos petits anges gardiens,* vont se reproduire, augmenter en nombre et en vigueur, et vont commencer la terrible chasse au bacille. Voici déjà un premier pas de fait : au lieu d'aller en descendant toujours, le malade est stationnaire ; sa dégringolade vers la pente fatale est entravée : c'est déjà beau, direz-vous ? Oui, certes, *mais ce n'est rien*, nous voulons mieux, beaucoup mieux, et, puisque nous le pouvons, pourquoi ne pas le faire ?

Les bacilles pourchassés par nos *petites cel-*

lules phagocytes protectrices, diminuent en nombre et en vigueur ; là nous profitons de cet instant de faiblesse de l'ennemi pour frapper un coup décisif : *nous saturons, par un système spécial* que nos malades connaissent pour en tirer profit, le poumon et les bronches, de certaines substances antiseptiques très actives qui engourdissent les bacilles et pendant quelque temps les paralyse : *nouveau recul de l'ennemi* ; *à ce moment le malade est tranquille* ; *il ne tousse plus, ne sue plus, mange, digère, dort* ! *C'est le paradis, il se croit guéri.* C'est le moment des louanges et des remercîments.... Après les avoir reçus avec un plaisir qui, avouons-le, est toujours nouveau, nous redoublons d'énergie, car c'est le moment où beaucoup de malades, se croyant guéris, nous quittent ; alors tout est perdu ; aussi, instruits de ce fait, faisons-nous acte d'autorité et imposons au malade qui maintenant a confiance en nous, de continuer encore *la dernière partie du traitement* qui, grâce à une sorte de *rénovation des cellules* et surtout de la pression sanguine, *amène la pullulation en nombre infini des cellules phagocytes* qui ont maintenant reconquis le champ de bataille et *chassent les derniers bacilles* que le microscope nous montre engourdis par l'immobilité glaciale d'un sommeil léthargique et *bientôt leurs cadavres seront expulsés par les dernières toux que le malade éprouvera à l'heure où sa santé sera définitivement rétablie.*

Le raisonnement était simple, avouons-le ; mais comme pour l'œuf de Christophe Colomb... fallait-il encore le trouver ! D'ailleurs, nous devons reconnaître que nous sommes bien souvent très aidés par la docilité de nos malades et leur patience, qualités auxquelles nous devons une part du plaisir que nous avons *en repassant les centaines de cas* qui ont défilé sous nos yeux chaque année et cela depuis tantôt dix ans.

CHAPITRE XIII

Résumé de ma méthode de traitement des maladies de poitrine.

Pour résumer l'étude que je viens de faire de *ma méthode de traitement* dont l'exposé a dû paraître un peu compliqué, je dirai seulement que sur 100 malades, 95 réussissent parfaitement à l'emploi de ma méthode. La guérison arrive au bout de 3 périodes de traitement :

PREMIÈRE PÉRIODE.

1° Au bout de deux semaines, *la toux a cessé, les crachats aussi presque complètement ; l'appétit est revenu*, les digestions sont bonnes, le malade n'a plus de sueurs la nuit, la fièvre disparu, il se trouve *beaucoup plus fort* au point de vouloir souvent abandonner le traitement, se croyant *définitivement guéri.*

DEUXIÈME PÉRIODE.

2° Au bout d'une seconde période de 20 jours, le *malade engraisse et sa bonne mine lui* vaut des compliments qu'il veut bien me transmettre et que j'accepte de grand cœur.

TROISIÈME PÉRIODE.

3° Maintenant le malade *est en pleine convalescence*, il reprend peu à peu ses occupations et est obligé seulement à quelques ménagements.

Voici comment je procède :

1° Tout d'abord *je réveille l'appétit* et non seulement j'alimente le malade, mais même je fais de la suralimentation, ce qui est un des principaux moyens *de relever les forces.*

J'emploie certaines préparations alimentaires contenant, sous un très petit volume, un poids considérable de matière nutritive et ainsi très souvent par ce moyen j'ai provoqué de *véritables retours merveilleux à la santé des cas de guérison dont je doutais presque moi-même.* Je donne à mes malades, suivant la forme de leur maladie de véritables *menus* ; c'est-à-dire que chaque jour et à chaque instant mon malade n'a qu'à consulter la petite liste que je lui donne et où est inscrit *tout ce qu'il doit manger* ; *la façon dont il doit organiser toute sa vie (nourriture, habitation, coucher, etc.)*

2° En même temps j'administre aux malades un certain nombre de médicaments, comprenant *les remèdes les plus sûrs*, contre les symptômes des maladies de la poitrine.

3° Je répands, sur toute la surface des bronches, des substances destinées à détruire les bacilles de la tuberculose. *Je peux donc affirmer que dans la 1re période de la maladie la guérison est certaine après les trois séries de traitement* indiquées plus haut et que pour la 2e et 3e période les malades, quoique se croyant guéris, auront encore besoin de soins pendant un certain laps de temps.

Comme les médicaments employés dans ce

traitement appartiennent à la catégorie des substances très difficiles à préparer et qu'un traitement ne peut bien réussir que si les remèdes sont exécutés par une personne spécialement habituée à ces préparations, j'ai choisi pour mes malades de la province et de l'étranger un pharmacien de la faculté de Paris qui se charge de faire mes ordonnances de façon à ce que leurs effets soient beaucoup plus rapides. Chaque ordonnance faite par moi est donc exécutée par le pharmacien du Sanatorium et les médicaments sont expédiés au malade avec une ordonnance détaillée et clairement expliquée pour bien en comprendre l'usage.

Je joins a cette brochure une *feuille-questionnaire* comprenant toutes les questions auxquelles le malade devra répondre, afin que je puisse connaître sa maladie sur tous les points.

Aussitôt après avoir reçu cette feuille contenant tous les détails de sa maladie, je l'examine avec le plus grand soin, et lui adresse immédiatement en même temps que les médicaments une consultation très détaillée et clairement expliquée.

Pour donner plus de facilité au point de vue du paiement du traitement, voici la règle que je suis toujours.

Le malade, en m'envoyant le questionnaire rempli de ses réponses, y joindra un mandat-poste de 20 francs en retour duquel il recevra ma consultation et les médicaments nécessaires pour la 1re période du traitement ; il en sera de même pour chacune des autres consultations.

Ce prix de 20 francs comprendra donc le prix de la consultation et le prix des médicaments.

On remarquera que ce prix est bien moins élevé que les traitements habituels où il faut toujours ajouter le prix des médicaments à celui de la consultation.

S'il survenait quelque chose pendant la période du traitement et que mon malade ait un renseignement à me demander, je me tiendrai bien entendu à sa disposition ; il en sera de même pour les cas où le malade voudra renouveler un ou plusieurs de ses médicaments ; sans reprendre une consultation, il pourra le faire en adressant au Sanatorium la demande avec un mandat-poste correspondant au prix du médicament qui est toujours indiqué sur l'étiquette de la boîte ou du flacon.

Dans les cas où je serai forcé de faire des analyses de crachats, d'urine ou de sang, le prix de ces analyses sera réglé à part et après entente avec le malade.

Avoir soin chaque fois que l'on m'écrira de remettre lisiblement son nom et son adresse, ainsi que le numéro inscrit sur ma dernière lettre.

Toute la correspondance doit être adressée au Docteur Le Tanneur, 23, rue Joubert.

Les consultations ont lieu tous les jours, jeudi excepté, de 2 heures à 4 heures.

Des visites à domicile (Paris ou la Province) peuvent être faites aux malades sur leur demande.

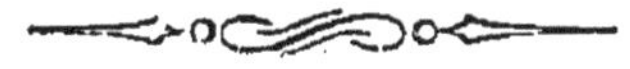

TABLE DES MATIÈRES

Clermont (Oise).— Imprimerie DAIX frères, 3, place Saint-André.

www.ingramcontent.com/pod-product-compliance
Ingram Content Group UK Ltd.
Pitfield, Milton Keynes, MK11 3LW, UK
UKHW020317220726
13923UKWH00003B/1204

9 782019 287337